A Festa dos 7 Reinos em



# O botão do perdão

Leda Lopes

Ilustrações de Jessy Faria

Editora Verso

Editora InVerso
® 2019. Editora Inverso

R. Doutor Goulin, 1523 Alto da Glória
CEP 80040-280 Curitiba-PR
(41) 3254-1616 e (41) 3558-8001
editorainverso@editorainverso.com.br
www.editorainverso.com.br
Facebook.com/editorainverso
Instagram @editorainverso

**COORDENAÇÃO EDITORIAL**
Cristina Jones
Editora InVerso

**REVISÃO**
Carlos W. Jorge

**ILUSTRAÇÃO**
Jessy Faria

**CAPA, PROJETO GRÁFICO E ARTE-FINAL**
Adriane Baldini

DADOS INTERNACIONAIS DE CATALOGAÇÃO NA PUBLICAÇÃO (CIP)
Mona Youssef Hammoud – CRB/ 9ª 1393

L864o

LOPES, Leda. **A festa dos 7 reinos em: o botão do perdão.**
Jessy Faria [il.] Curitiba: InVerso, 2019
42p. 22 cm X 22 cm - PTBR

ISBN: 978-85-5540-197-8

1. Literatura infantil. 2. Novos recomeços. 3. Sentimentos.
I.Título

CDD. 372.64

Literatura infantojuvenil: 372.64    Feminismo: 372

*Dedico este livro à minha mãe Laura, com seu coração onde o rancor não faz morada e ao meu amor Gustavo, pelo apoio desde as primeiras páginas deste livro.*

Desde a Festa dos 7 Reinos, o Pinguim Abelardo pôde cozinhar muito! Ele estava realizado e feliz, até que um dia....

Eu lembro bem desse dia! Era uma linda manhã de sol quando o Pinguim Abelardo veio tomar café da manhã aqui em casa, no Reino das Ratinhas Costureiras.

Ora, ora, eu esqueci de me apresentar! Meu nome é Agulha Real Ratinha Ratata. Sou mais conhecida como a Rainha do Reino 4. Sou uma ratinha costureira e adoro contar histórias!

Falando em história, vamos voltar a ela! O Príncipe Pinguim Abelardo e eu nos tornamos grandes amigos porque ele cozinha bem e eu amo saborear os seus pratos e temperos. Hmmmm...

E, como vocês sabem, os Pinguins andam de terno, e o Abelardinho adora a minha alta costura. Os ternos que eu faço ficam esplendorosos nele!

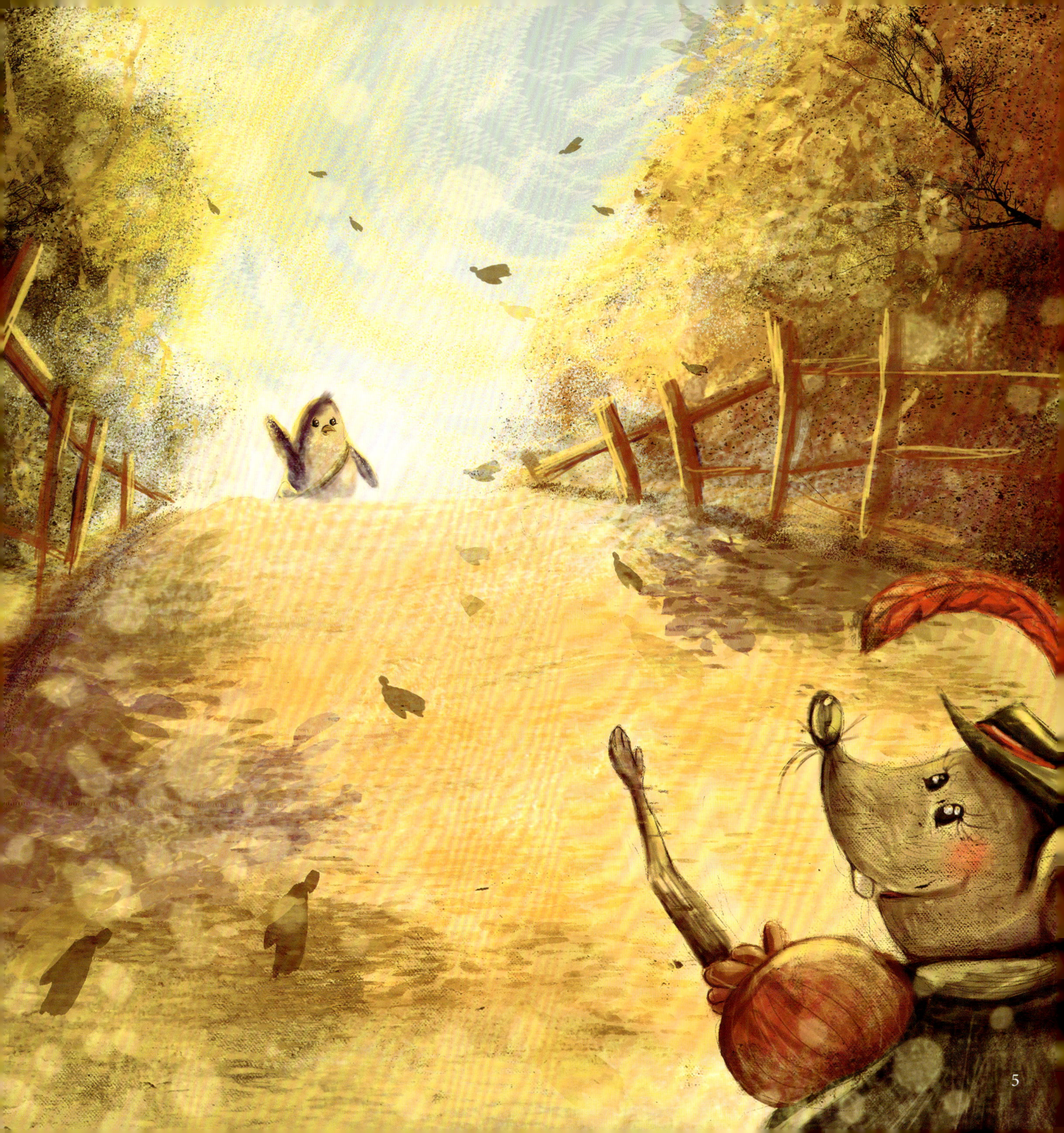

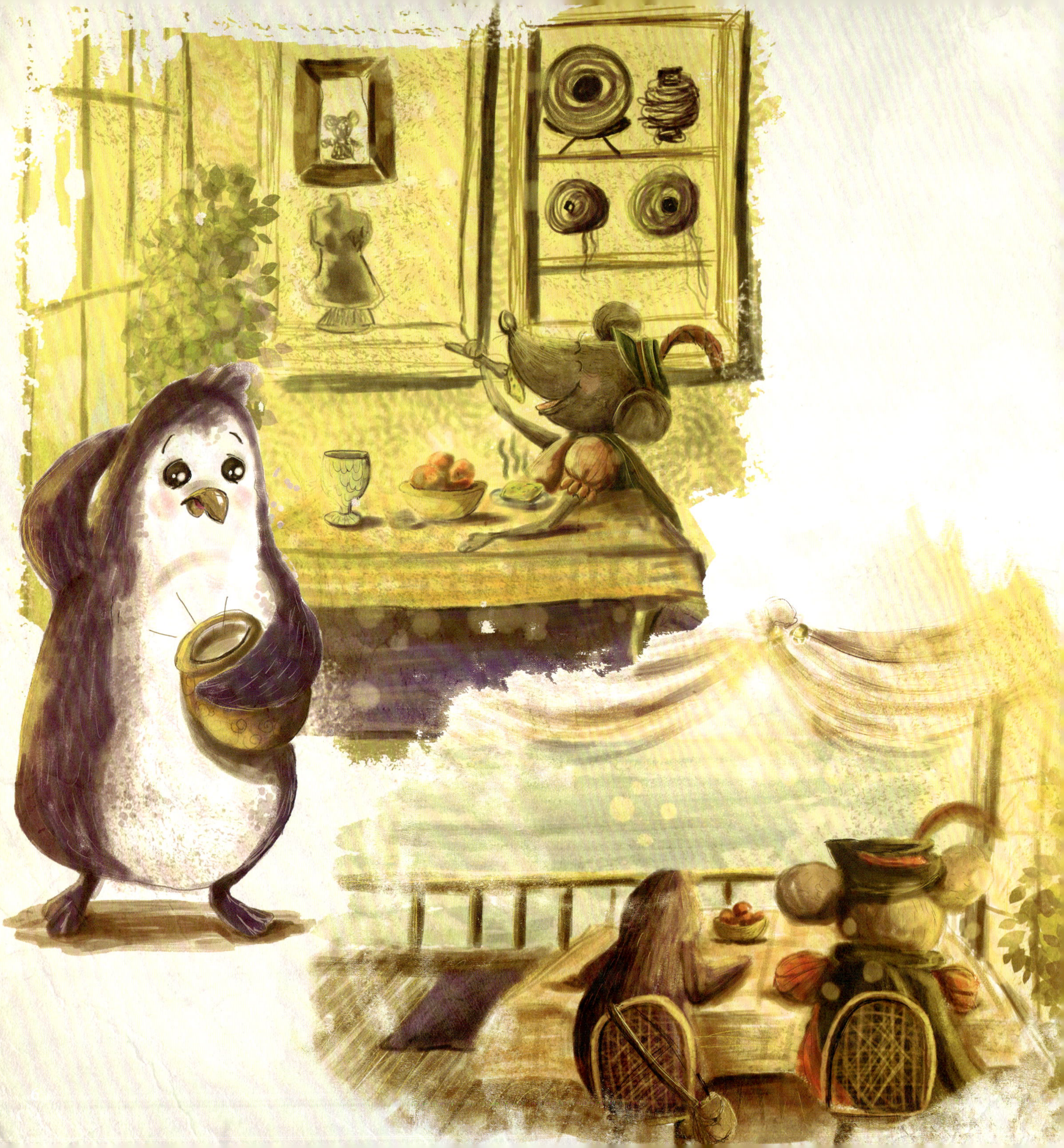

Onde eu estava mesmo? Ah, sim! No café da manhã!

Eu estava saboreando uma omelete com temperos especiais que o Pinguim Abelardo fez, e ele percebeu que já havia usado todos os temperos dos 7 reinos!

— Ohhhhh, nãooooooooo! — disse o Abelardo, muito preocupado.

Ele ficou muito triste, pensando em como criar pratos novos com os seus temperos velhos.

Nós estávamos na minha varanda, sentados à mesa, com vista para o mar — pela manhã a vista é magnífica — quando, olhando para fora e contemplando o nosso grande mar azul, o Pinguim Abelardo teve uma ideia!

— Eu vou explorar o mar! Os 7 Reinos, nós já conhecemos, e seus temperos também. Mas dizem por aí que existe uma imensidão de algas e temperos marinhos! — gritou alegre o Pinguim.

— Está decidido! Vou organizar uma expedição para explorar os 7 Mares. Vou chamar a Princesa Borboleta Violeta e você deve ir, Ratinha Ratata, porque sou muito desastrado e algo vai dar errado! — disse o Abelardo.

E foi assim... que tudo começou!

A Princesa Borboleta Violeta estava em uma turnê pelos 7 Reinos, com muitos compromissos e shows. Então, ela não pôde participar da excursão.

Eu também não fui, achei que era chegada a hora do Abelardinho seguir sozinho e crescer com essa grande viagem!

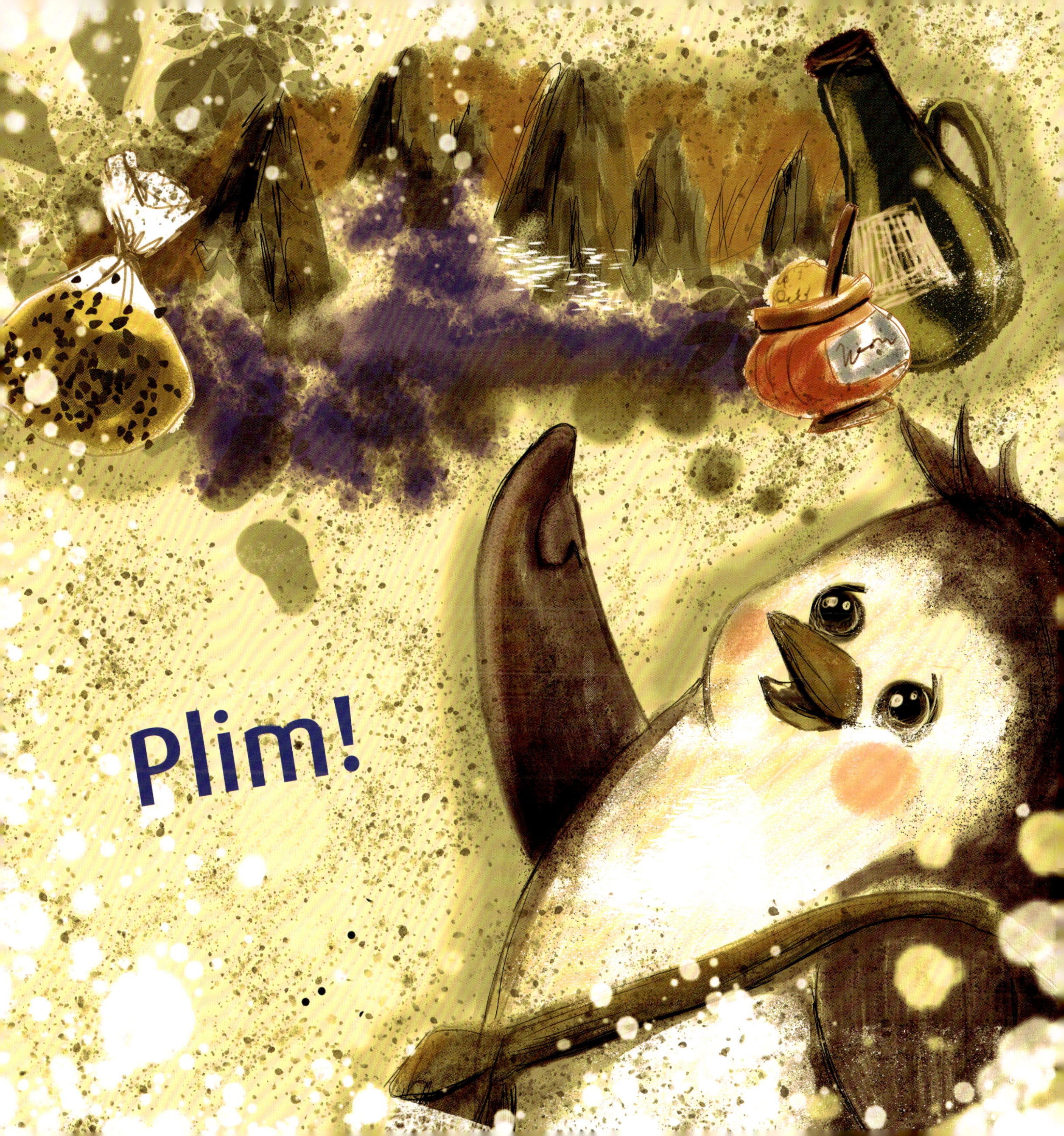

Plim!

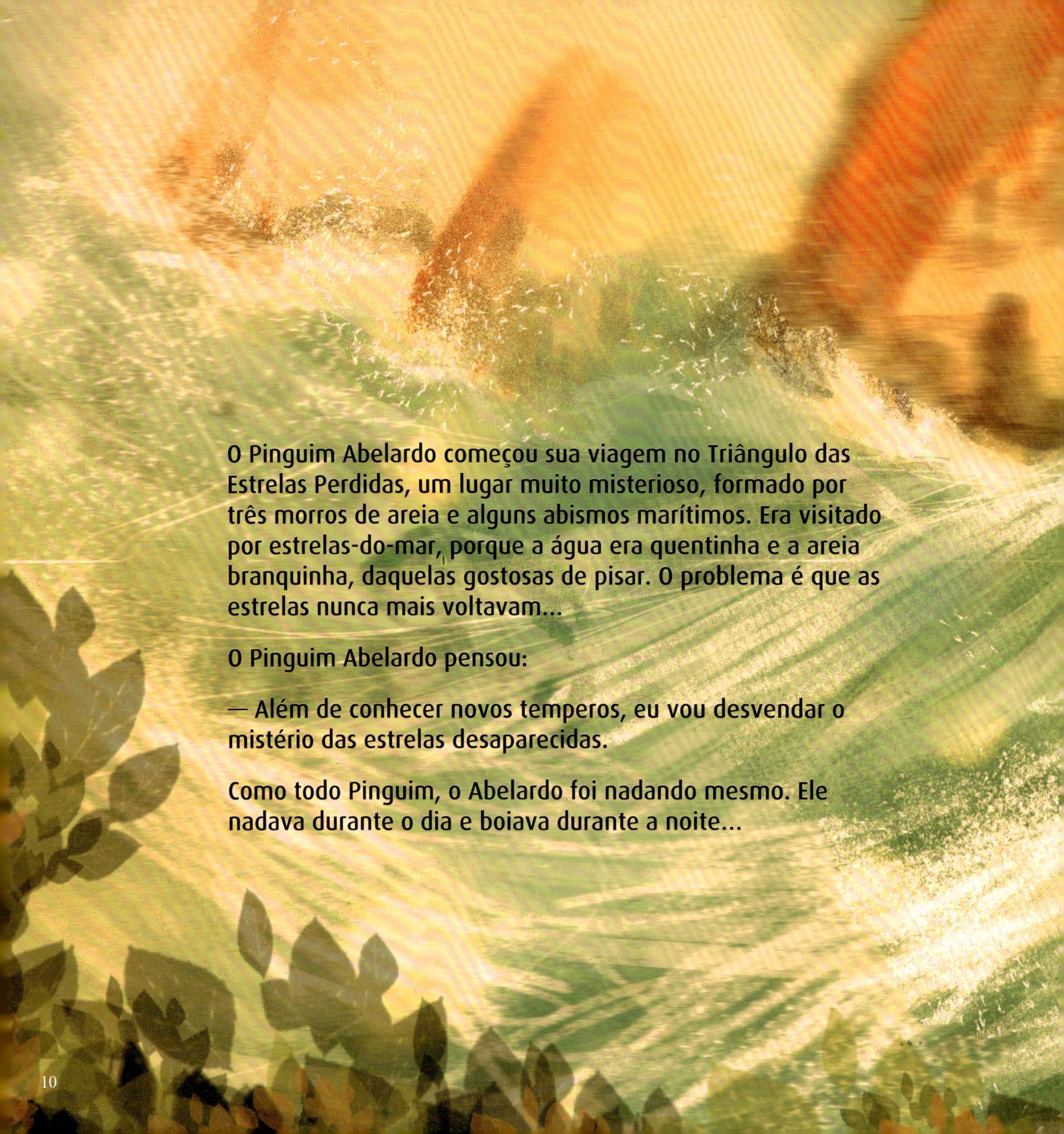

O Pinguim Abelardo começou sua viagem no Triângulo das Estrelas Perdidas, um lugar muito misterioso, formado por três morros de areia e alguns abismos marítimos. Era visitado por estrelas-do-mar, porque a água era quentinha e a areia branquinha, daquelas gostosas de pisar. O problema é que as estrelas nunca mais voltavam...

O Pinguim Abelardo pensou:

— Além de conhecer novos temperos, eu vou desvendar o mistério das estrelas desaparecidas.

Como todo Pinguim, o Abelardo foi nadando mesmo. Ele nadava durante o dia e boiava durante a noite...

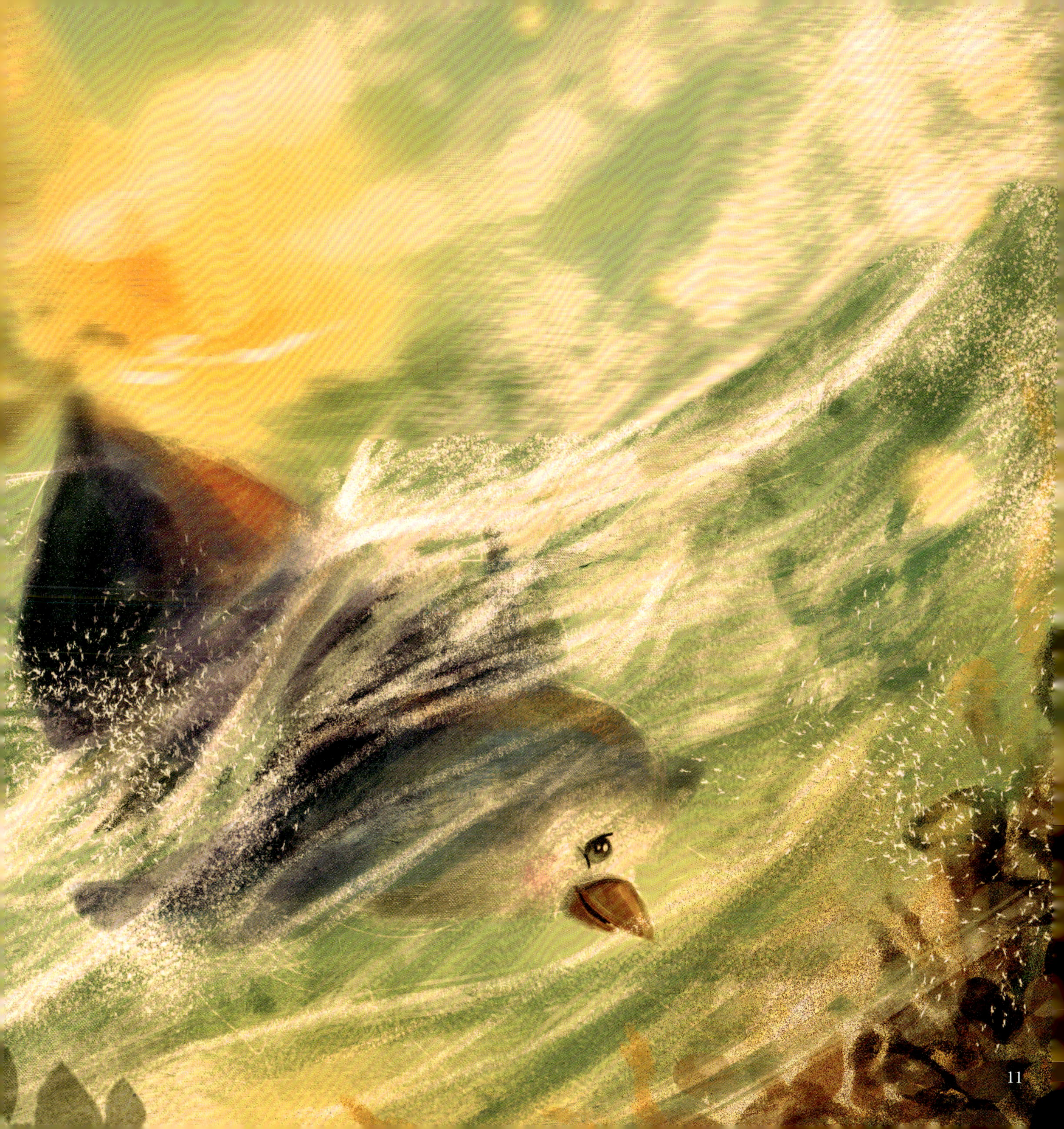

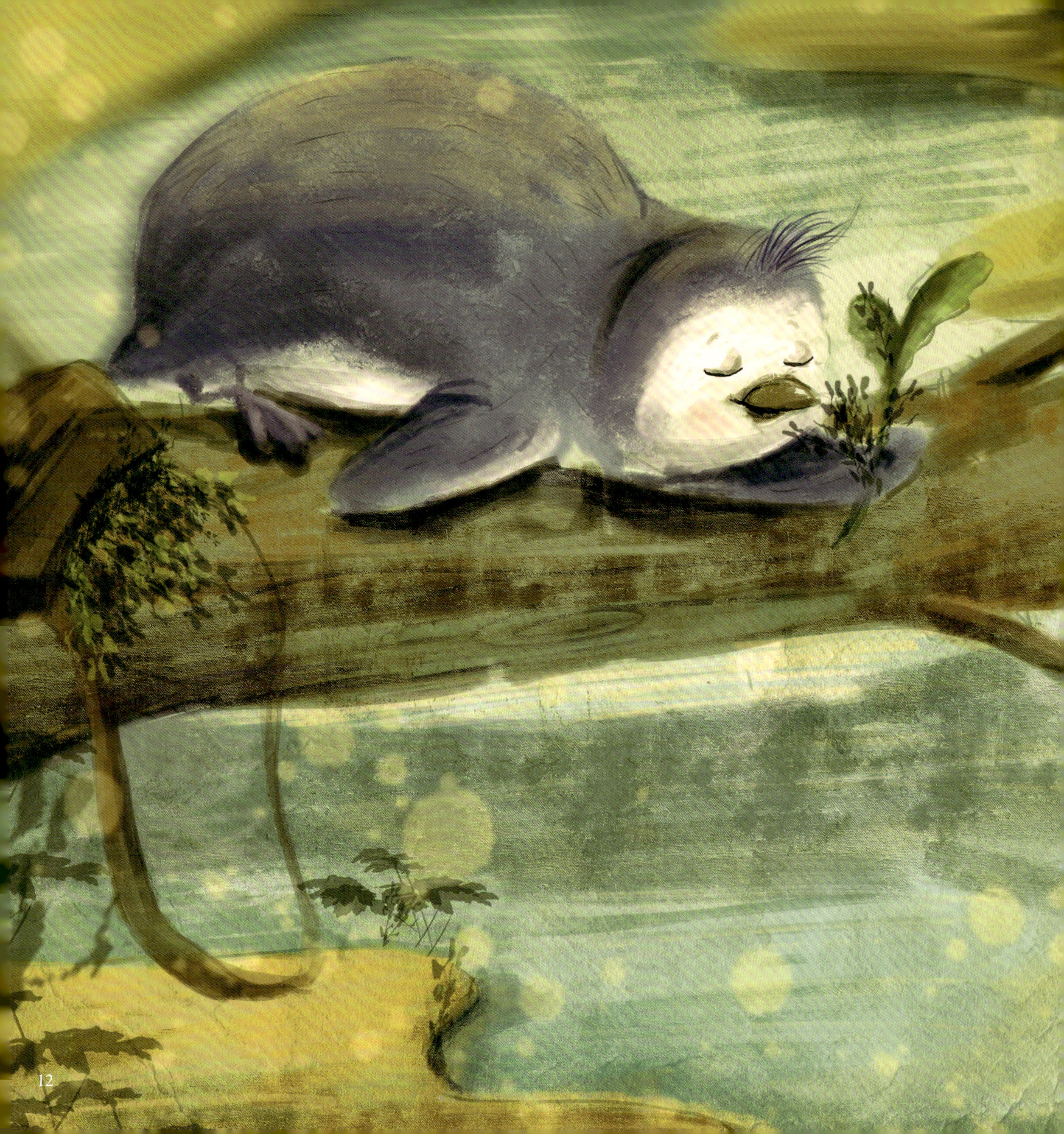

Durante o dia ele mergulhava, conhecia corais e mariscos, fazia amizades com peixes coloridos, admirava os corais vibrantes e as tartarugas do mar.

Ele colhia mudas de algas para plantar no seu Reino! Cheirava, provava e colocava tudo na sua sacola mágica... que era uma bolsa pequena de cor marrom, com apenas uma alça que cruzava do ombro esquerdo até a altura do seu umbigo, do lado direito. Tudo cabia dentro da sua sacola mágica — mesmo sendo pequena por fora, ela era IN-FI-NI-TA por dentro!

Ele precisava contar para a Princesa Borboleta Violeta como o fundo do mar era belo e colorido, assim como o Reino dela!

Durante a noite, ele colocava sua barriguinha branca para cima e ficava admirando as estrelas do céu, pensando nos seus temperos e nas estrelas-do-mar!

Entre nadar, boiar e mergulhar, o Pinguim Abelardo começou a avistar um objeto bem pequenininho...

— O que será isso? Vou nadar mais rápido — pensou o Abelardo.

Curioso como só, ele nadou mais rápido, e o objeto foi crescendo e crescendo, como um bolo com fermento! Uauuu! Ele nunca tinha visto algo assim!

Tinha o formato de uma tigela gigante, era marrom (da cor da sua bolsa mágica), boiava em cima do mar, mesmo sendo tão grande, e parecia ser tão pesado...

Essa tigela marrom tinha panos brancos gigantes na parte de cima, que balançavam muito com o vento. Troncos enormes seguravam e esticavam os panos.

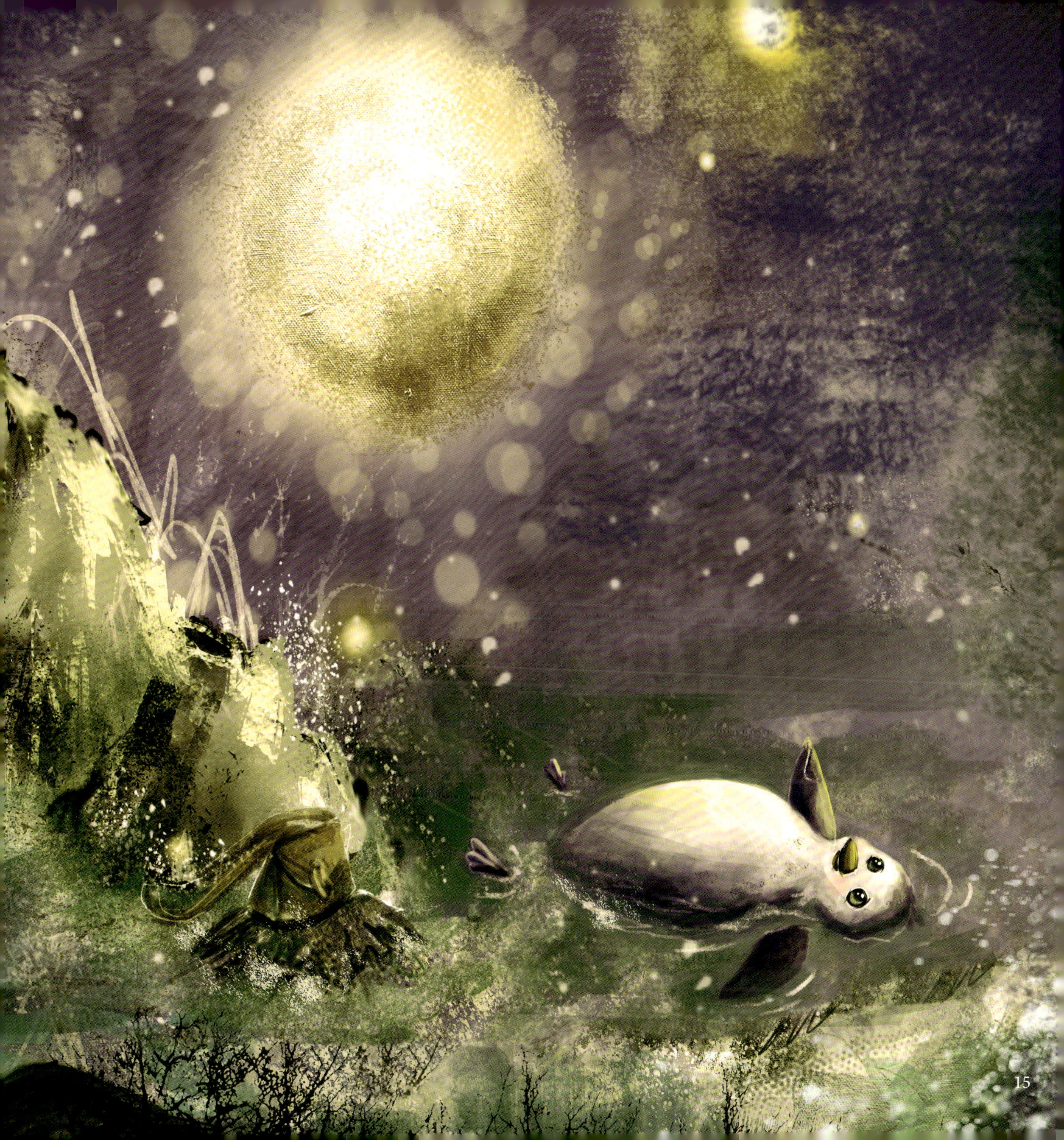

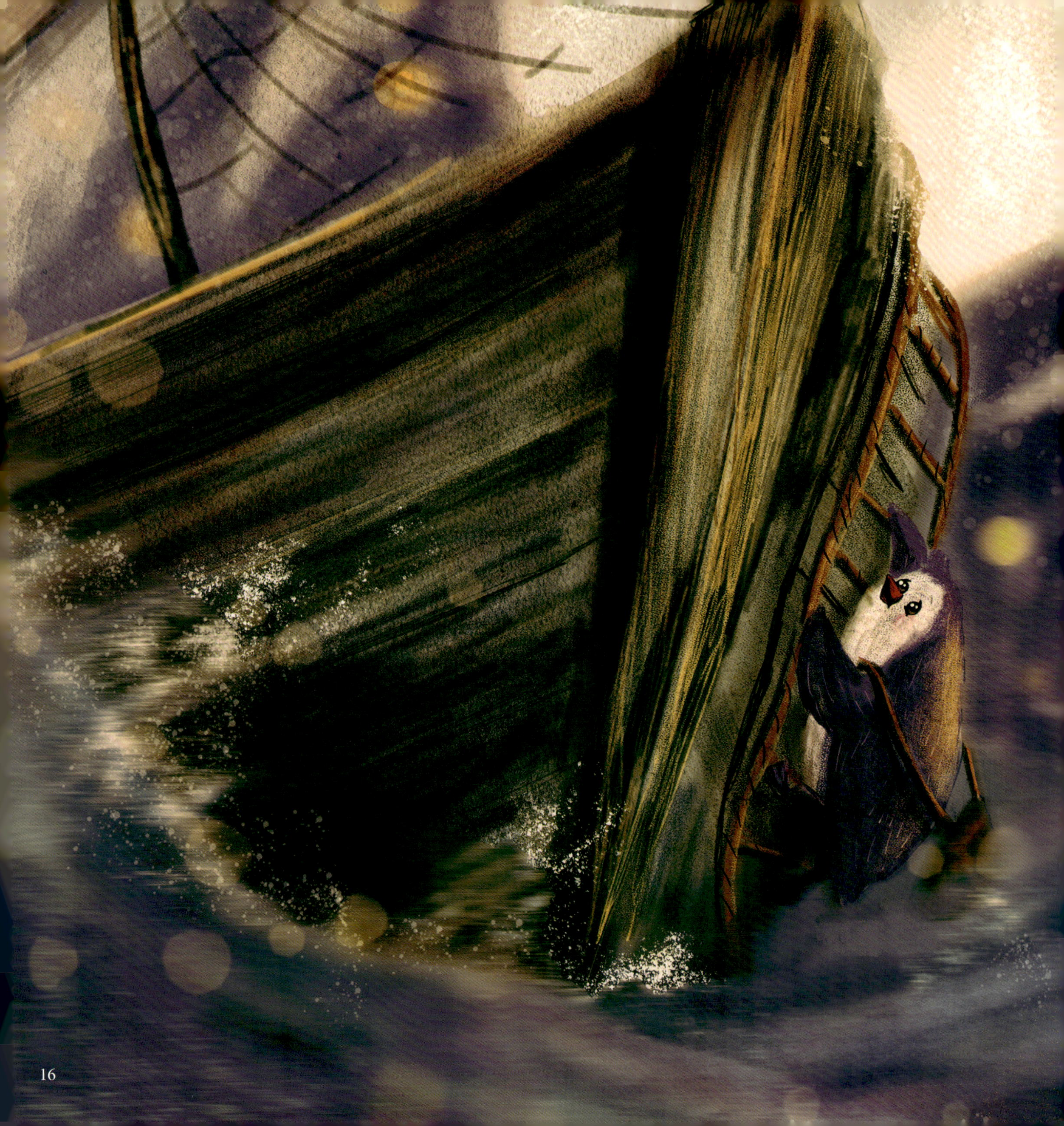

— Será que algum bicho mora ali? Se morar, será que é bicho bom ou bicho ruim?

Ele deveria tomar cuidado, mas foi-se aproximando mais e mais. Ele viu uma escadinha na beirada da tigela gigante e decidiu subir.

Aquela tigela gigante era maior do que o seu Reino inteiro! Só não era maior do que o Castelo da Abelha Rainha Magna.

— Ai ai... Estou com medo! E se essa tigela for de um gigante e ele me cozinhar no meio de uma sopa? Estou com medo, mas vou com medo mesmo! — falou sozinho o Abelardinho.

Em um único pulo, para não dar tempo de desistir, o Pinguim Abelardo entrou na tigela gigante de madeira e... PLOFT! Caiu de cara no chão!

— Ai ai, essas perninhas não me ajudam muito!

— Mas que barulho é esse no meu navio? Está na hora da minha soneca da tarde! — bradou um homem com voz rouca e grossa.

— Curupaaa... Capitão, temos um intruso! Curupaaa... É um pinguim! Ele tem asas, mas acho que não voa como eu! — disse um papagaio.

— É claro que não, papagaio! Pinguins não voam, eles nadam! E esse deve ter vindo de muito longe! Nunca vi nenhum pinguim gordinho por estes mares! Os pinguins destas geleiras são bem magrelos, e este é mais simpático!

— Curupaaa... você sabe falar, pinguim?

— O-o-o... o-iii... m-me... meu nome é Abelardo...

— Olá, Pinguim Abelardo, o meu nome é Sábio Sebastião. Muitos dizem que sou um pirata, mas eu não faço pirataria desde que perdi a minha perna direita nos tentáculos do Polvo Rodolfo!

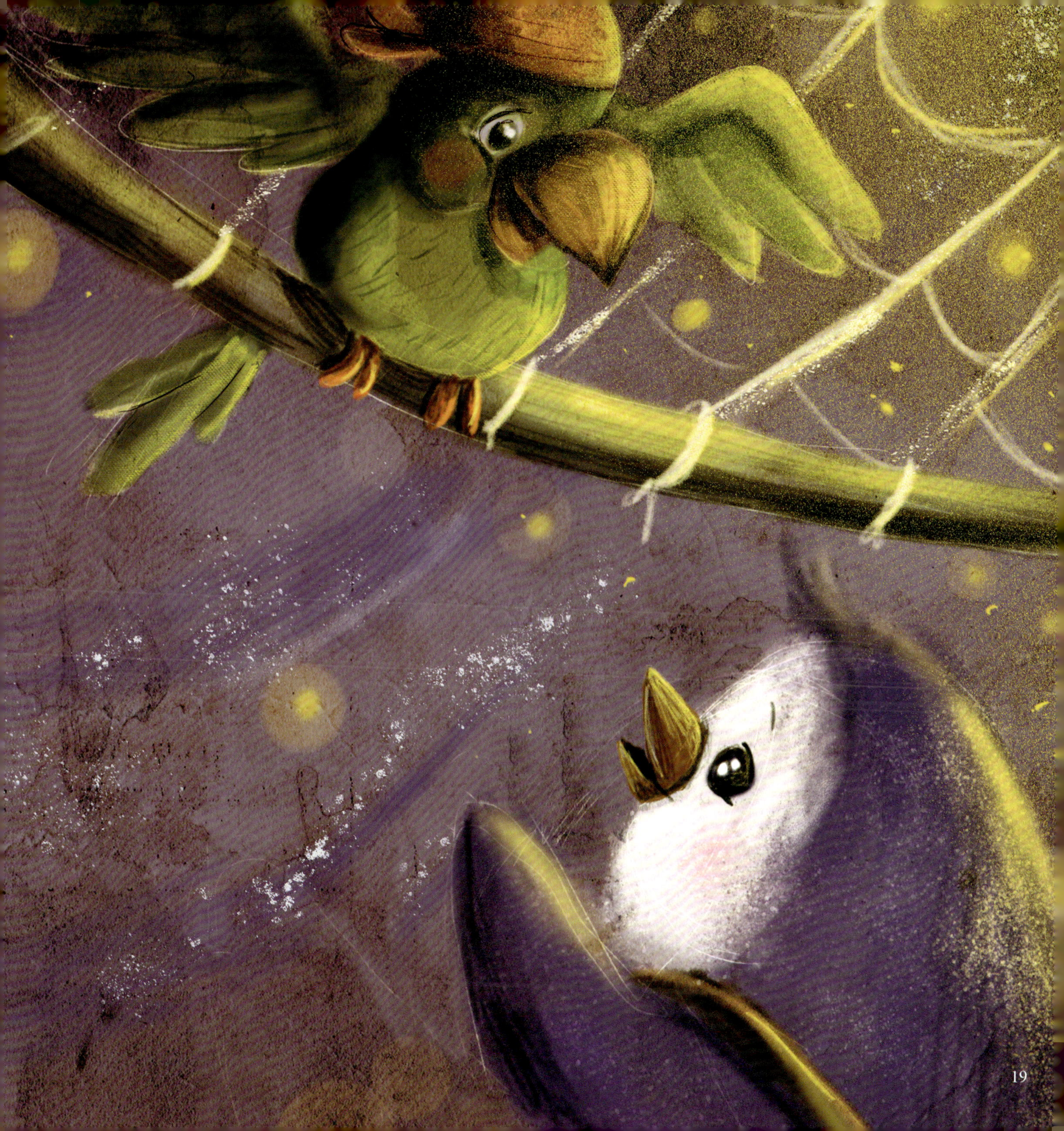

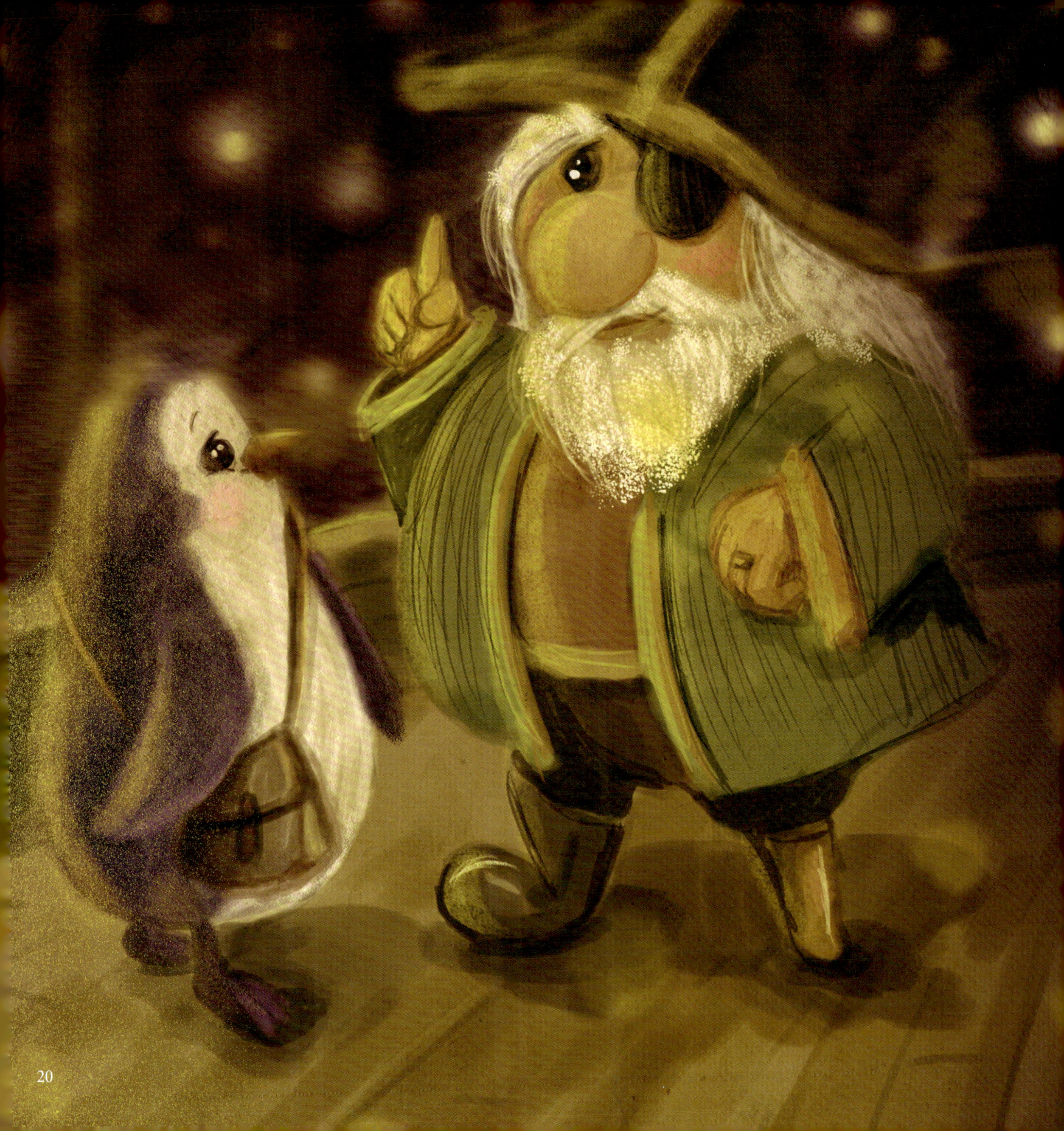

O Sábio Sebastião é um velho pirata aposentado, com uma perna de pau, cabelo comprido e barba branca. Ele lembra o Papai Noel, mas em forma de pirata.

— Curupaaa, eu sou o Papagaio Caco! O melhor amigo do Sábio Sebastião.

— Uauu, eu nunca conversei com um humano antes, nem sequer com um papagaio! Para que serve essa tigela grande de madeira? — perguntou o Abelardo.

— O quêêêê?! Você está chamando o meu navio de TI-GE-LA, rapaz? Mais respeito com esta embarcação que viajou pelos 7 mares e hoje trabalha no resgate das Estrelas-do-Mar!

— Vo-você está resgatando as estrelas desaparecidas? No meu Reino, o que sabemos sobre elas é uma lenda — sussurrou o Abelardo. E continuou, dizendo:

— Estrelas durante o dia e Sereias durante a noite... Essa foi a condição para que as Sereias pudessem sair do mar. Elas chegam na praia e, quando encostam na areia, se transformam em estrelas-do-mar.

— Curupaa... Os piratas acham essas sereias lindas e muitos atiram-se ao mar. Curupaaa... eu não acho! Cauda de peixe, cheiro de peixe, eca! Eu prefiro uma papagaia bem verdinha, isso sim!

E o Sábio Sebastião completa, dizendo:

— Mas isso não é tudo, Pinguim! Elas são filhas de Tritão (o Rei dos 7 Mares) e voltam a ser sereias quando o mar sobe até a praia para trazê-las de volta! Às vezes o mar não tem forças para buscar todas as Estrelas... Mas, bem cedinho, as crianças caminham pela praia e devolvem as estrelas para o mar! Eu acho que no fundo as crianças sabem que as estrelas precisam voltar para casa!

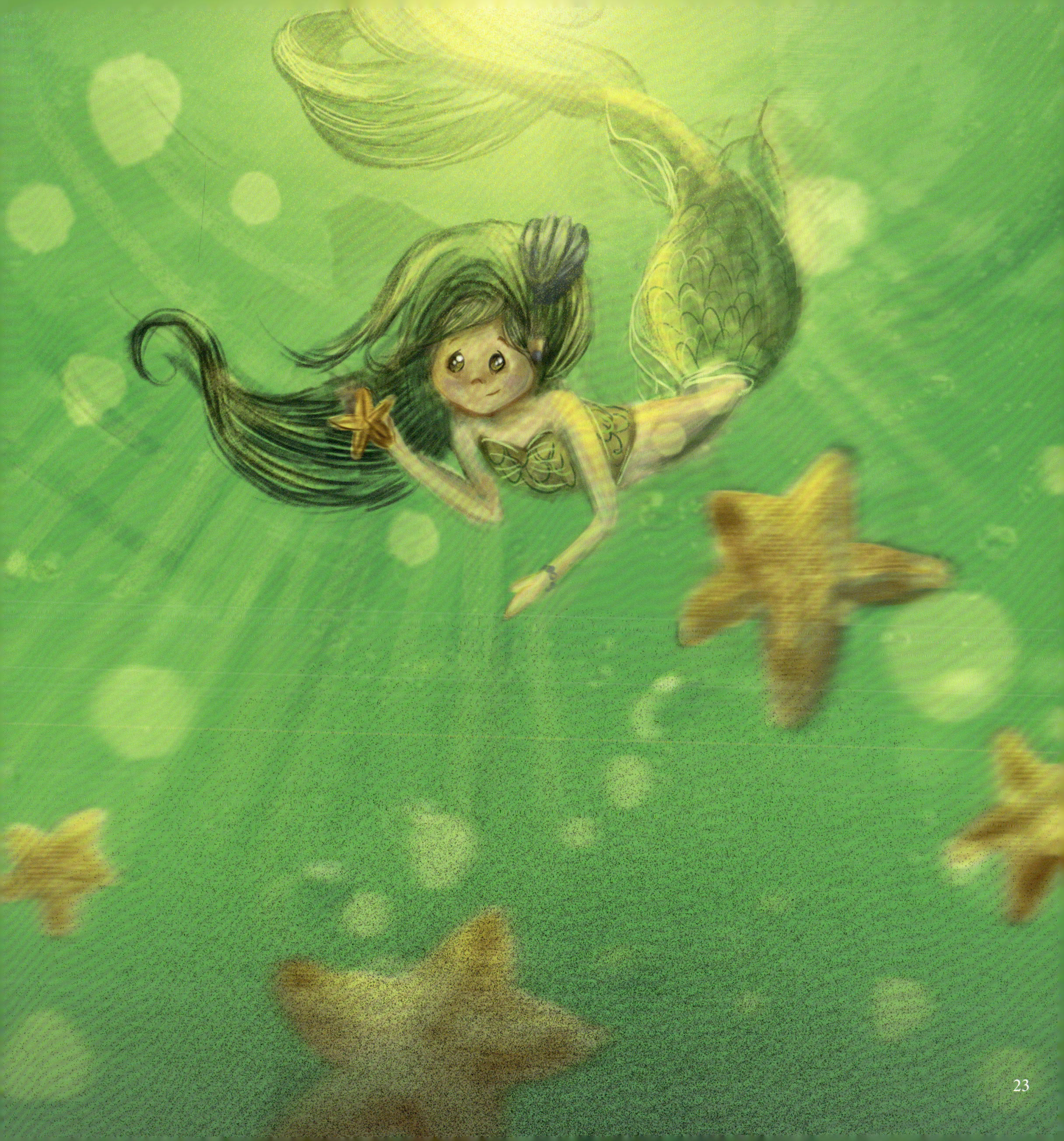

— Ma... ma... mas o que acontece com as estrelas desaparecidas? — perguntou o Pinguim.

— Ah, sim! O Triângulo das Estrelas Desaparecidas. Se você seguir reto na direção da ponta do meu navio e nadar por dois dias e duas noites, chegará ao esconderijo do Polvo Gigante! Ali, no fundo do mar, se abre um grande abismo escuro e sombrio, onde mora o Gigante Polvo Rodolfo — explicou o Pirata.

— Curupaaa... Fui eu que descobri o esconderijo do Polvo, sou muito esperto! — disse o Papagaio.

— Você descobriu porque voa, Caco! E voou para onde eu disse! Então, descobrimos juntos. Hummm... Papagaio egoísta! Não liga, não, Abelardo, ele é sempre assim: fala mais que o bico! — afirmou Sebastião.

— Curupaaa... As estrelas desaparecidas foram raptadas pelo Gigante Polvo Rodolfo. Por isso descobrimos onde é o seu esconderijo! Curupaaa, não que eu seja um herói, né, Abelardo? Mas o Rei Tritão ofereceu uma grande recompensa para quem encontrar suas filhas sereias.

— Em especial a Sereia Serena, sua filha herdeira do trono. Estamos indo para lá. Pode pegar uma carona no meu navio, se você quiser. Agora vou deitar nessa rede e tirar minha soneca da tarde. Soneca que foi interrompida pela sua invasão, pinguinzinho! — disse o Sábio Sebastião antes de deitar-se.

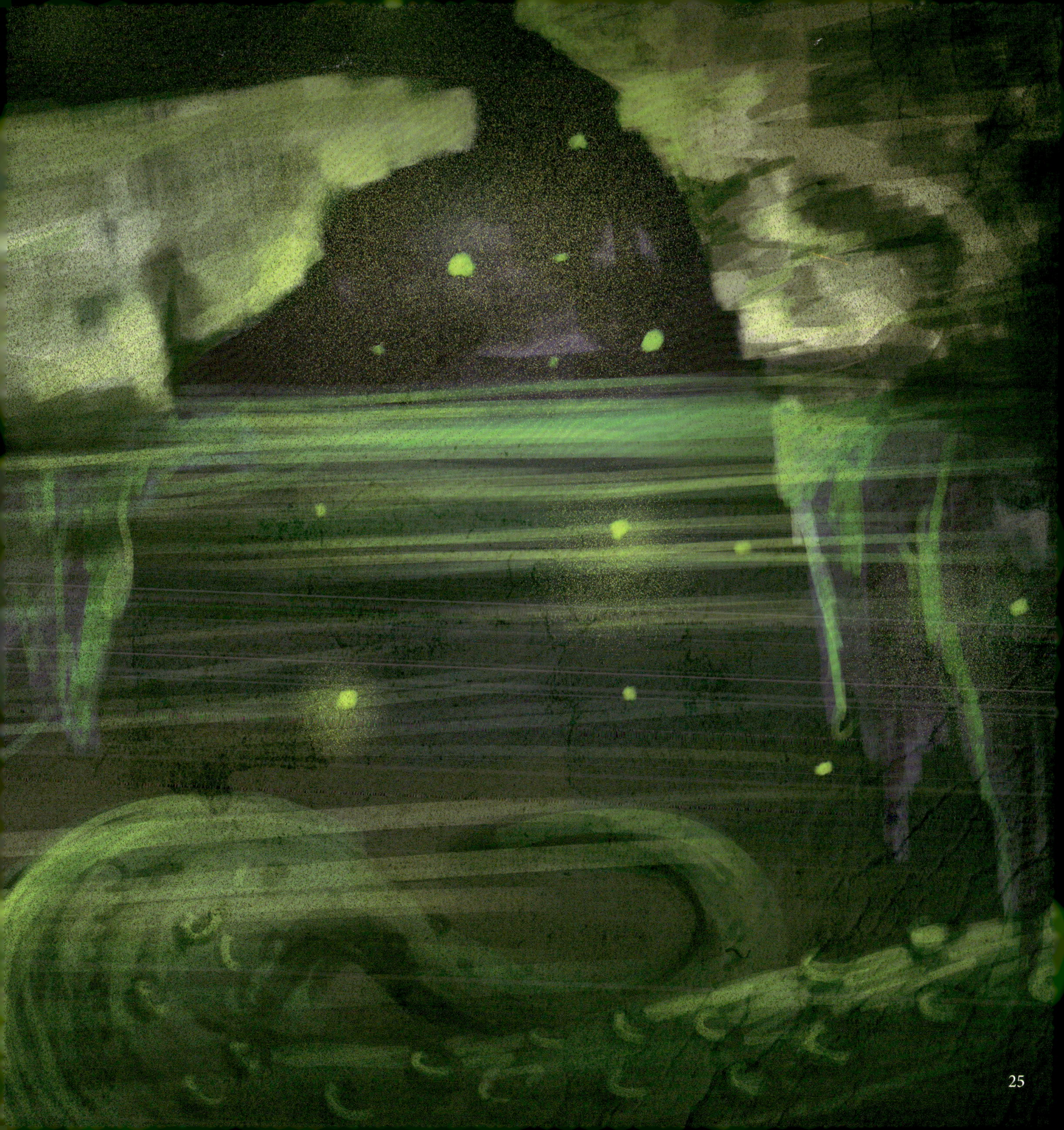

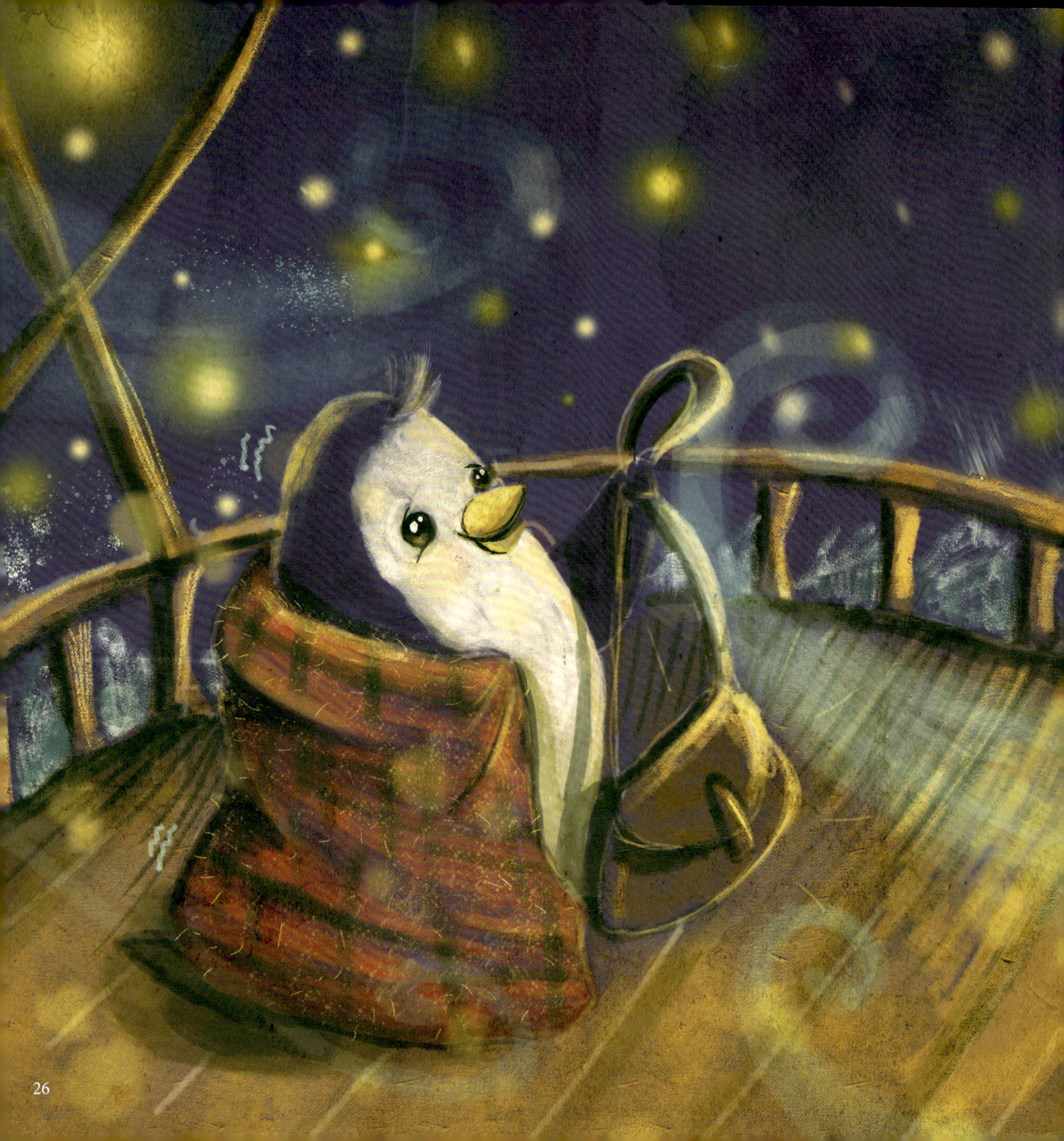

— O... O... Obrigado, e me desculpe... Eu vou de carona, sim!

— Curupaaa... por que você gagueja, Abelardo?

— Estou co-com frio... Venta muito aqui nesta tige... navio... Digo, gran-grande embarcação!

— Coitadinho! Vá pegar uma coberta para ele, Caco!

— Obrigado. Eu posso fazer uma sopa, se vocês tiverem uma cozinha... Já tenho os ingredientes na minha bolsa. Sou um Pinguim Cozinheiro!

A sopa estava quase pronta, cheirando pelo navio e...

CABLUMMM!!!

— Mas que barulho é esse no meu navio? Sorte que a sopa está cheirando e a minha barriga está roncando! — bradou novamente o Sábio Sebastião.

O Pinguim Abelardo viu tudo! Foi o barulho das botas de um pirata mais jovem, vermelho de raiva e ruivo de cabelo, com um tapa-olho no olho esquerdo. Ele pulou dentro do Navio depois de balançar em uma corda amarrada no navio ao lado...

— Empunhe sua espada, Pirata! Pois o meu navio você não vai tomar hoje! — disse o Sebastião.

— Curupaaa... Pegue, Capitão! — Em um lance rápido, o Caco arremessou uma espada fina, leve e afiada ao Sebastião...

— Ai ai ai... Isso não vai acabar bem... — pensava o pinguinzinho.

— Eu estou procurando aquele polvo mau! Ele sequestrou a minha amada... Falem onde ele se esconde ou... ouuu... GRZZZ UYYYRIISHH! — rosnou o pirata invasor.

— Ah... é só isso? Acalme-se, rapaz! Respire, o Gigante Polvo Rodolfo não está aqui... Por que você está tão nervoso? Temos o mesmo inimigo, estamos indo resgatar as estrelas. Se você quiser nos acompanhar... — disse o Capitão Sebastião.

— Meu nome é Pirata Paco. Eu perdi o olho em uma batalha com esse Polvo, e também perdi a minha amada Sereia Serena... Desde então estou vagando pelos 7 Mares, e descobri que vocês sabem onde aquele Polvo se esconde!

— Me fale mais sobre essa Estrela. Assim você se acalma... — disse o Sebastião.

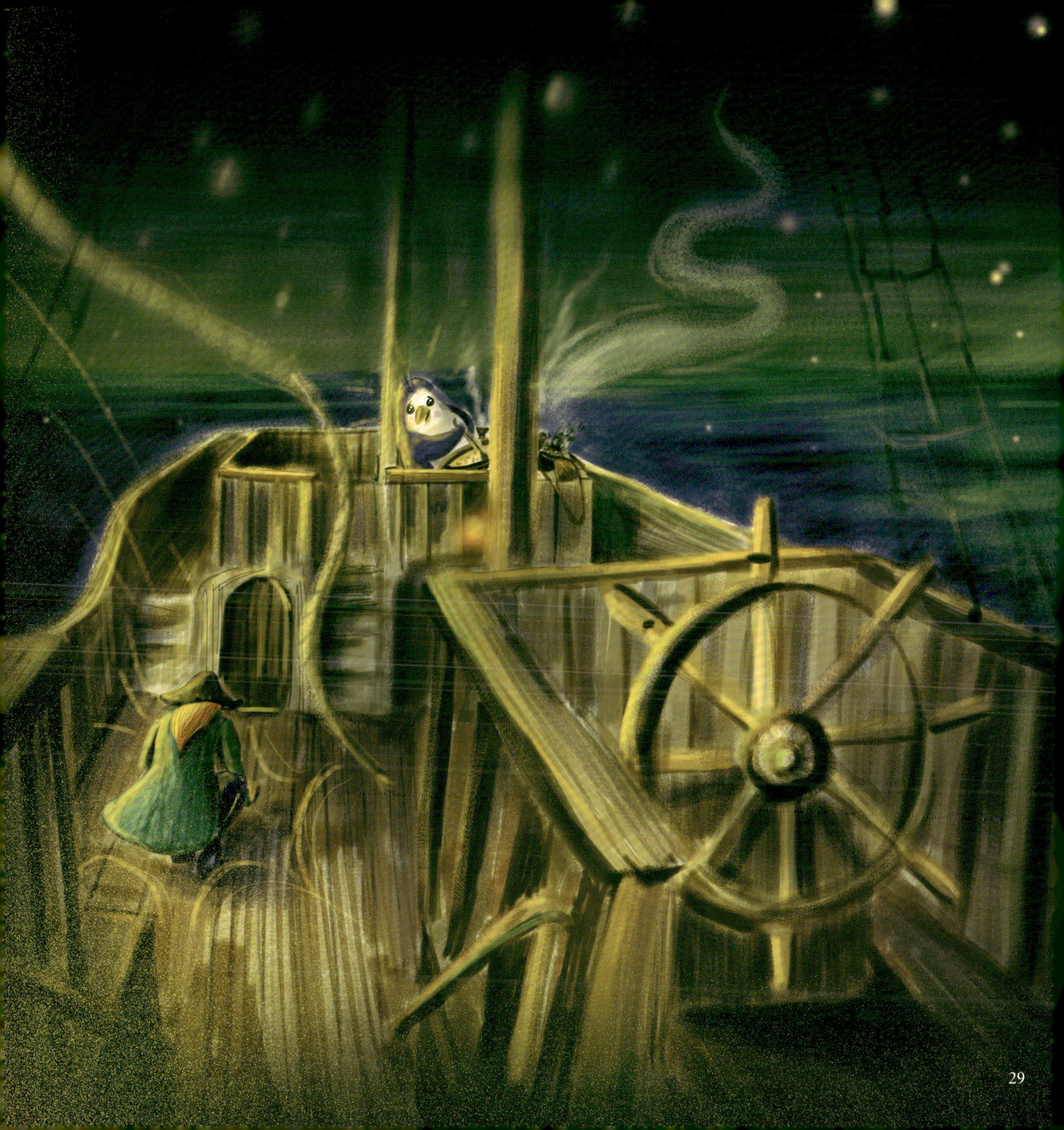

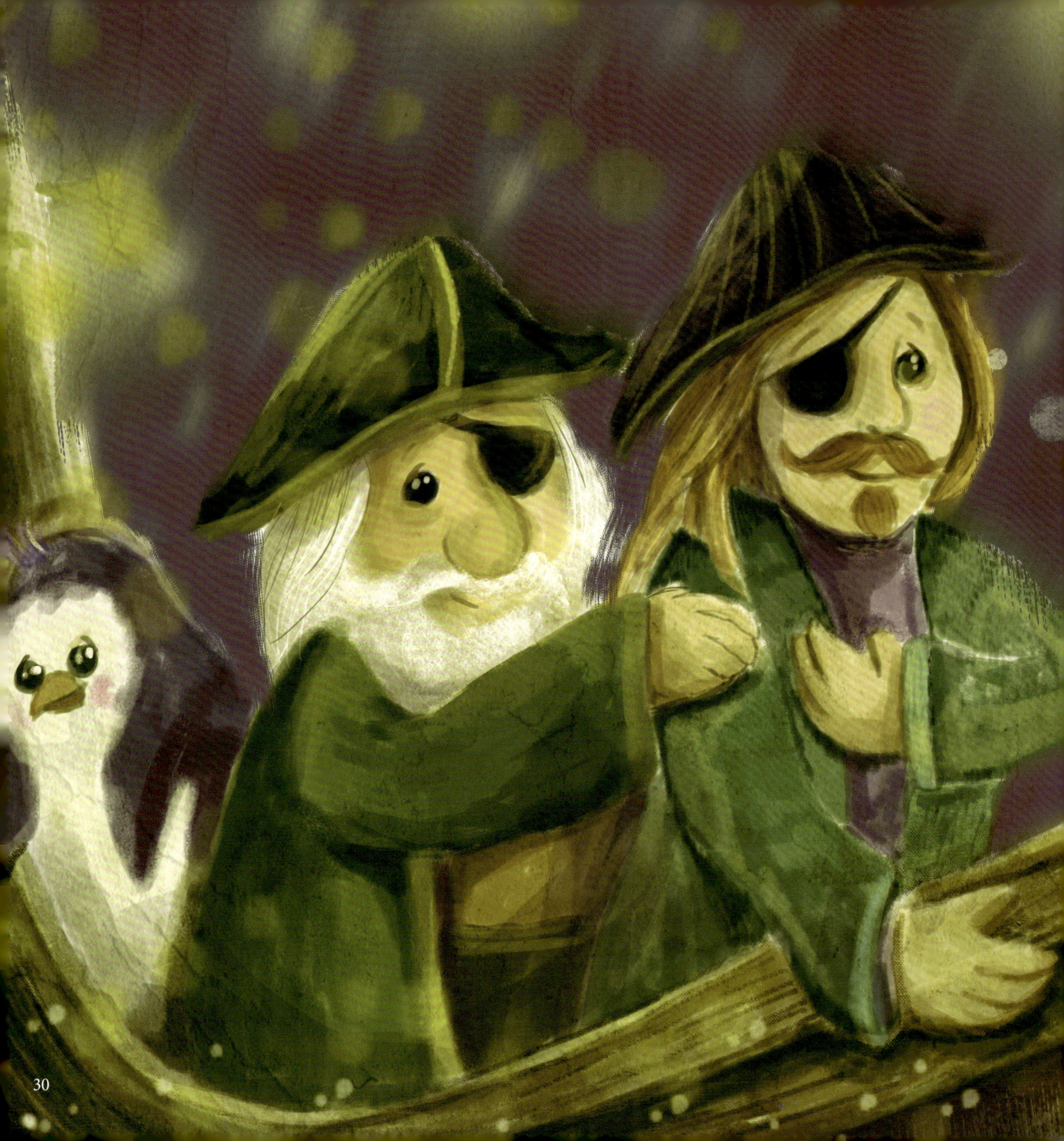

"O seu cabelo curto e cacheado, no sol brilha prateado.
Com sorriso largo e contagiante, tece um canto aveludado.
Ela tem olhos verdes e brilhantes e o nariz arrebitado!
Ah... Sereia Serena, Sereia e estrela do meu coração!"
— declamou o apaixonado Pirata Paco.

E, observando as nuvens, ele continuou: — Nos conhecemos quando eu estava caçando golfinhos. Eu não era um bom pirata, era um caçador, e aquela sereia me enganou para salvar os seus amigos golfinhos. Desde então eu nunca mais cacei!

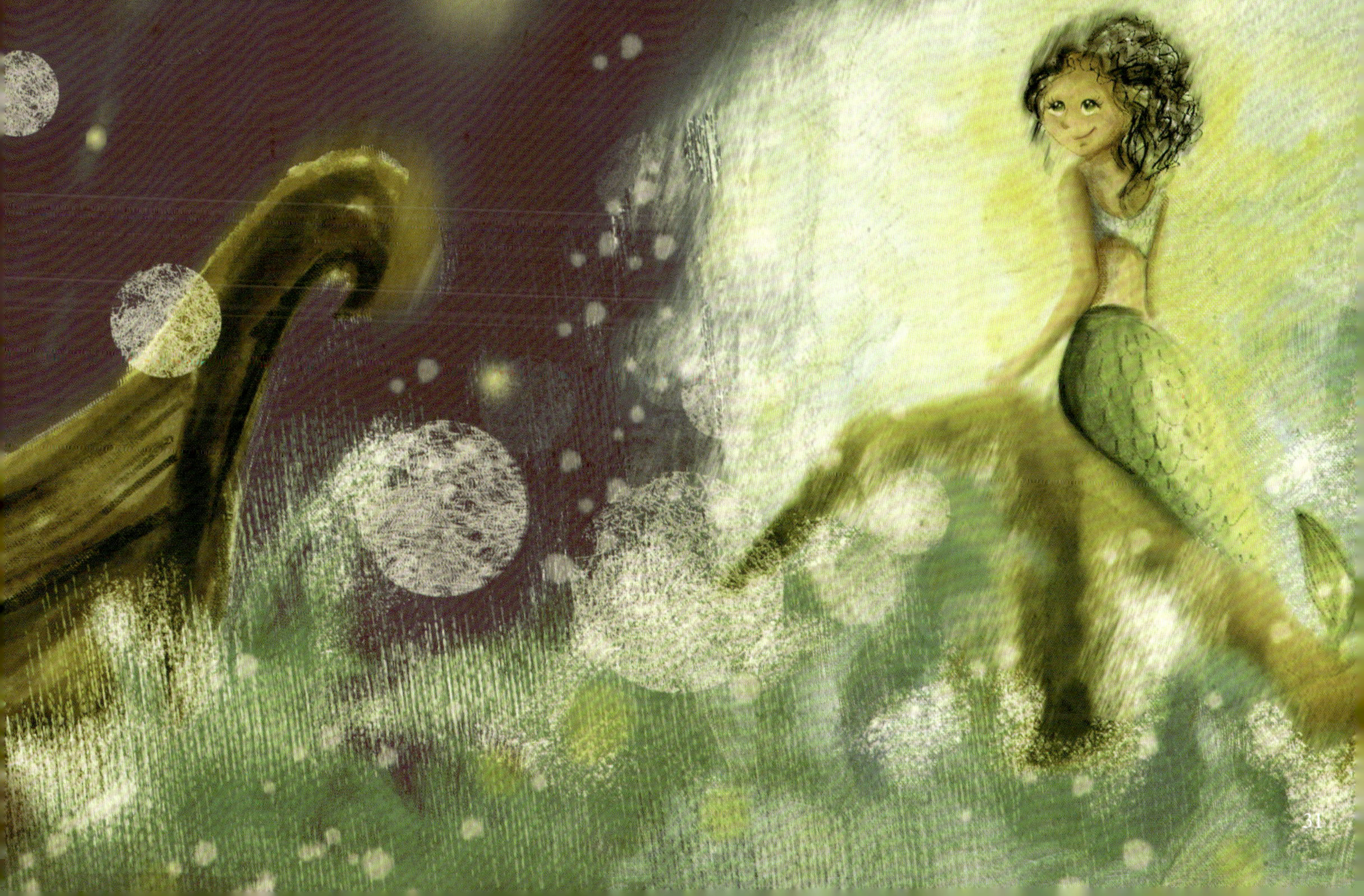

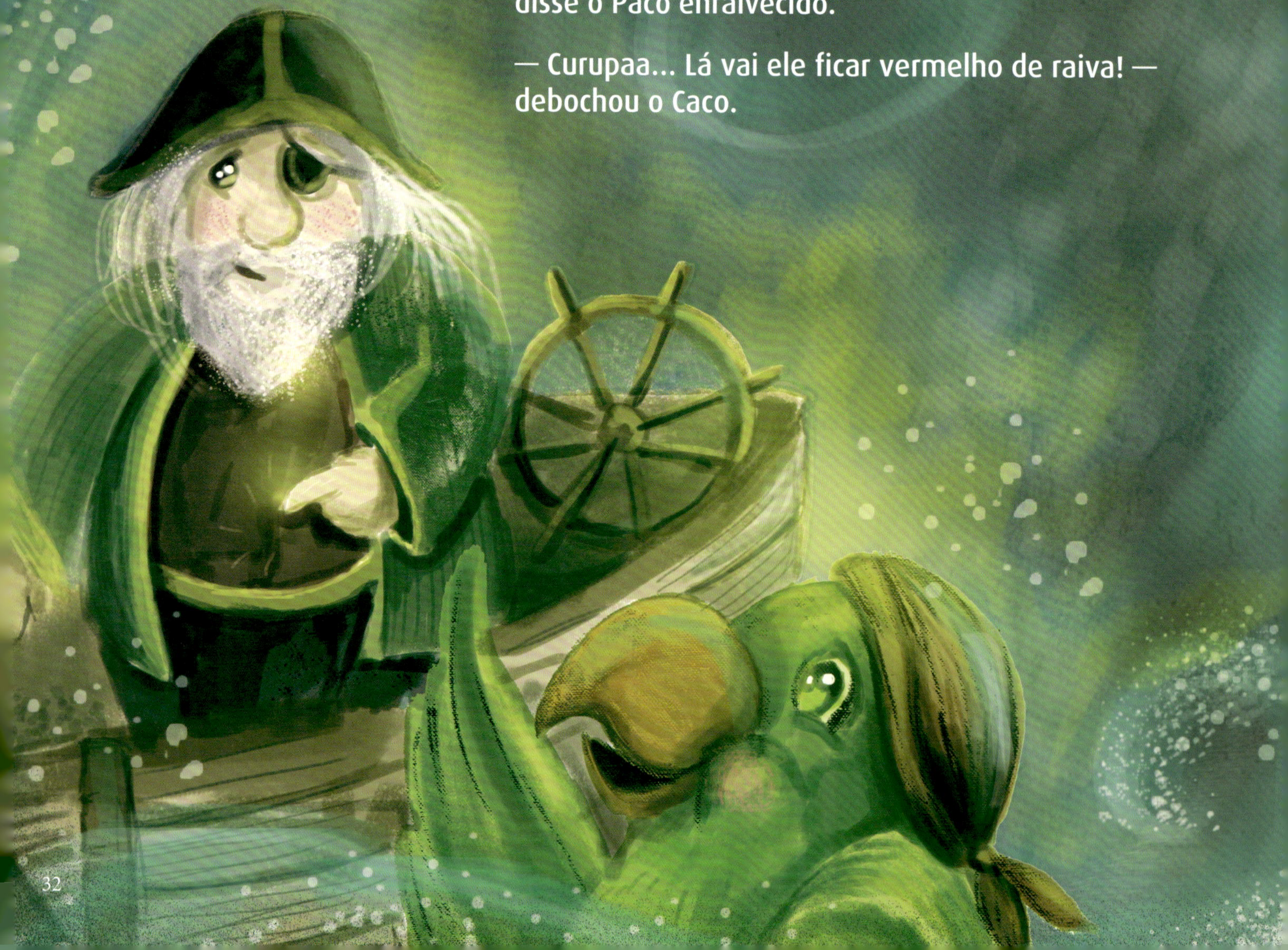

— Ela mostrou-me a beleza daqueles animais e da vida no mar. A Sereia Serena foi a única que acreditou em mim. Acreditou que eu poderia ser um pirata melhor, mas agora tudo está perdido! Por isso, vou acabar com aquele Gigante Polvo Rodolfo com minha espada em sua garganta! — disse o Paco enraivecido.

— Curupaa... Lá vai ele ficar vermelho de raiva! — debochou o Caco.

— Paco, eu posso te contar um grande segredo? — perguntou o Sábio Sebastião.

— Pode — respondeu o Paco, meio desconfiado...

— Existe um botão, um botão dentro de nós, que guarda um grande poder!

— Curupaa... Botão, que botão, Capitão? — perguntou o papagaio, atravessando a conversa.

"O Botão do Perdão:

Normalmente fica ali, na direção do coração, um pouco mais para baixo... Ah!, sim, muitos chamam de umbigo, nome estranho para um botão! Poucas pessoas sabem como usar o grande poder contido nesse pequenino botão!
Esse é o segredo mais antigo dos 7 Mares! Mas eu posso ensiná-lo. Afinal, você está precisando mais do que eu!"
— afirmou o Sábio.

"O Botão do Perdão funciona assim:

Quando você estiver muito bravo e rancoroso, aperte esse botão, respire fundo e conte até 3... 1, 2, 3... Solte o botão, e o perdão começará a fazer efeito! Acredite! Repita todos os dias, e aos poucos o seu coração ficará mais leve e cheio de felicidade!

Ah, sim! Tenha cuidado, pois é muito poderoso esse botão!

— Curupaaa... Chegamos, Capitão! Estamos sobre o Abismo Profundo do Gigante Polvo Rodolfo...

— Vamos todos colocar estas máscaras para respirar. O mergulho será profundo, e mais do que o ar nos pulmões, devemos nos encher de coragem! — proclamou o Sábio Sebastião.

Todos começaram a mergulhar, e depois de muito nadar avistaram o abismo profundo...

A escuridão era grande no fundo do mar, mas as estrelas brilhavam, como um rastro de luz esperando o salvamento!

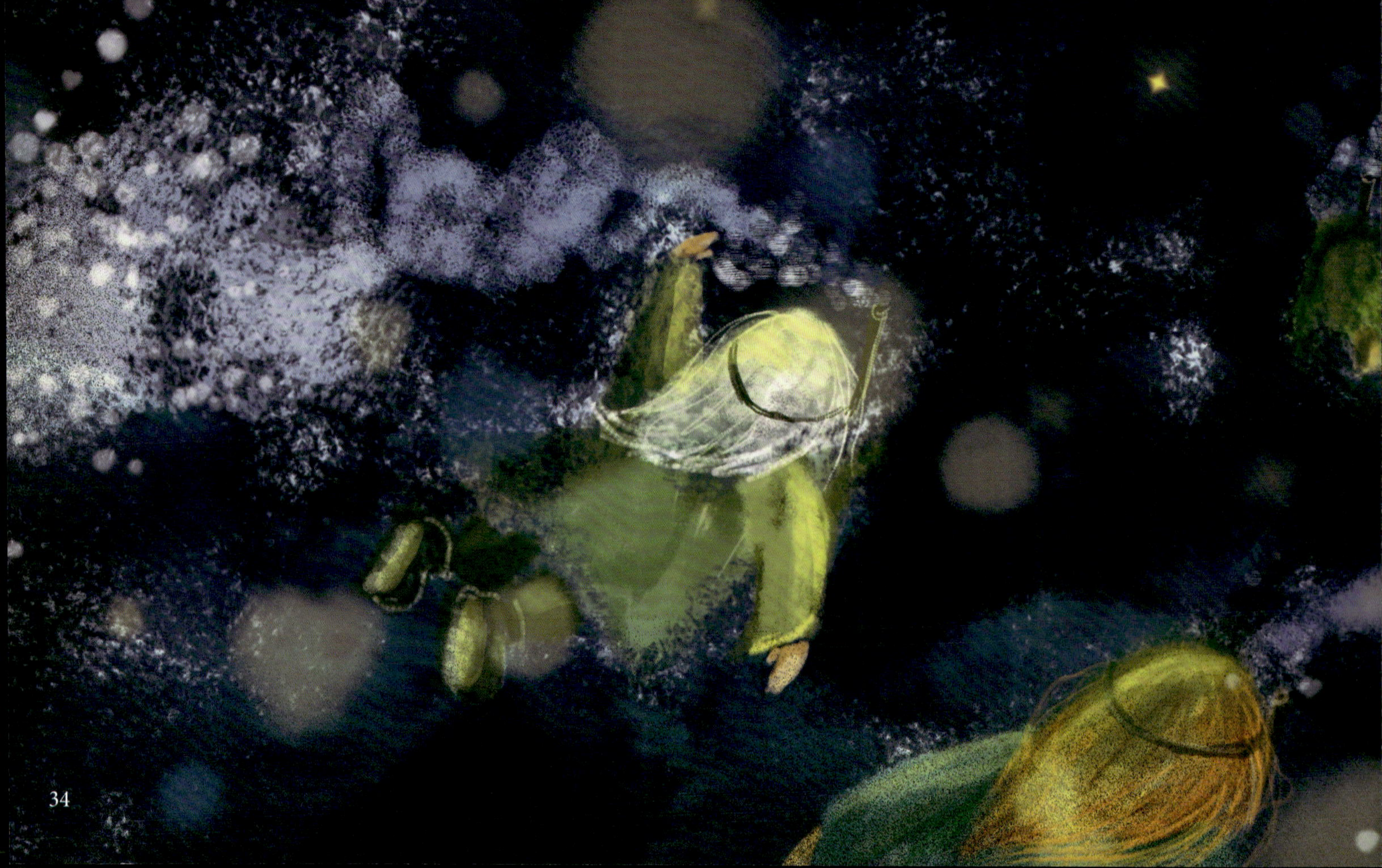

O Pinguim Abelardo sentiu medo, mas precisava continuar, e então ele viu:

Ao lado do Polvo Gigante estavam 7 gaiolas cheias de musgos que aprisionavam milhares de estrelas-do-mar...

Olhando para o lado, viu o Pirata Paco entrar em desespero: "Será que ele reconheceria a Sereia Serena mesmo em formato de estrela-do-mar? Será que ela não estava lá?" — pensou o Pinguim.

E eles, mesmo embaixo d'água, começaram a conversar:

— Onde está a Sereia Serena, Polvo Rofoldo? — gritou o Pirata Paco.

"Ele estava com muita fome" — pensou tristemente o Abelardo...

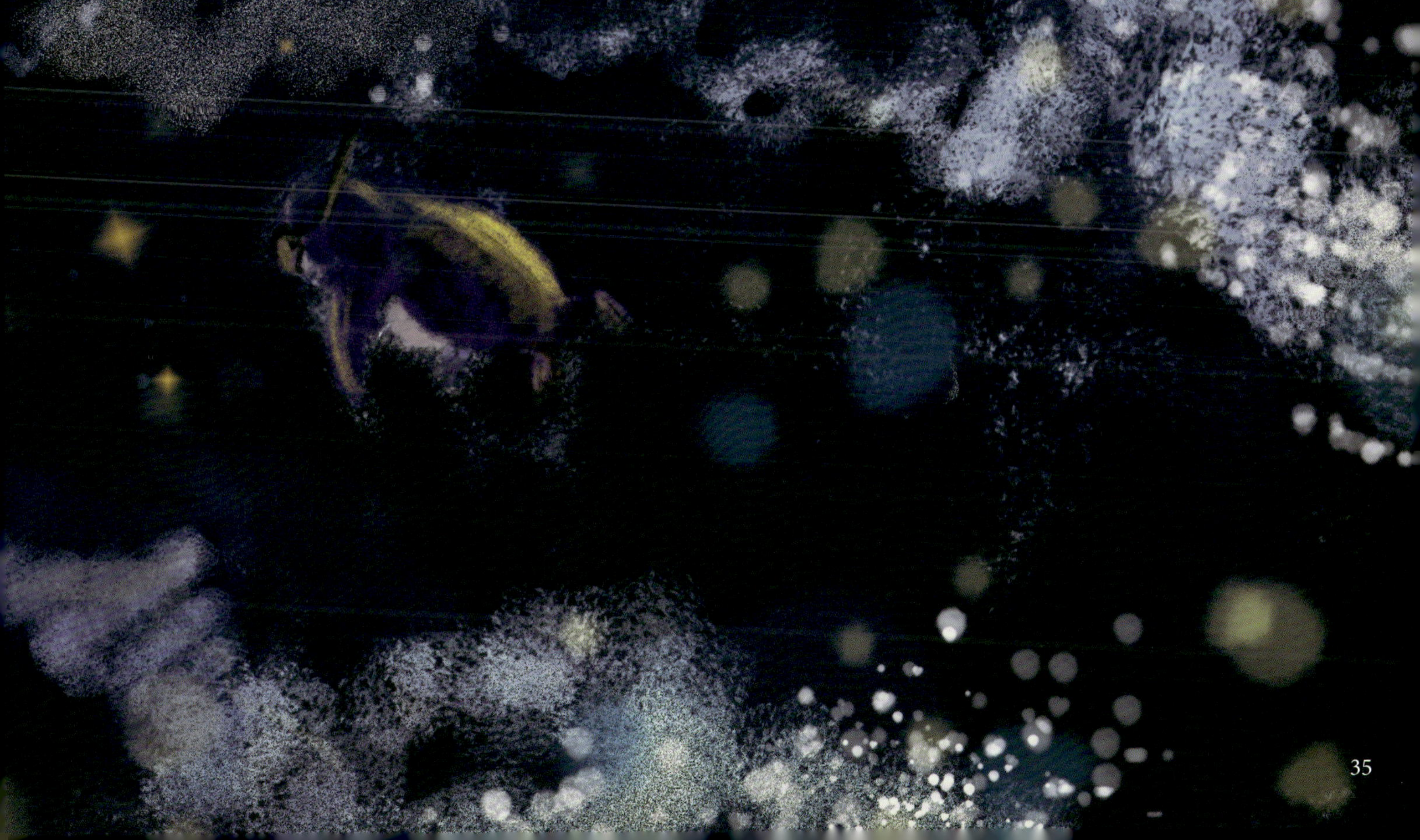

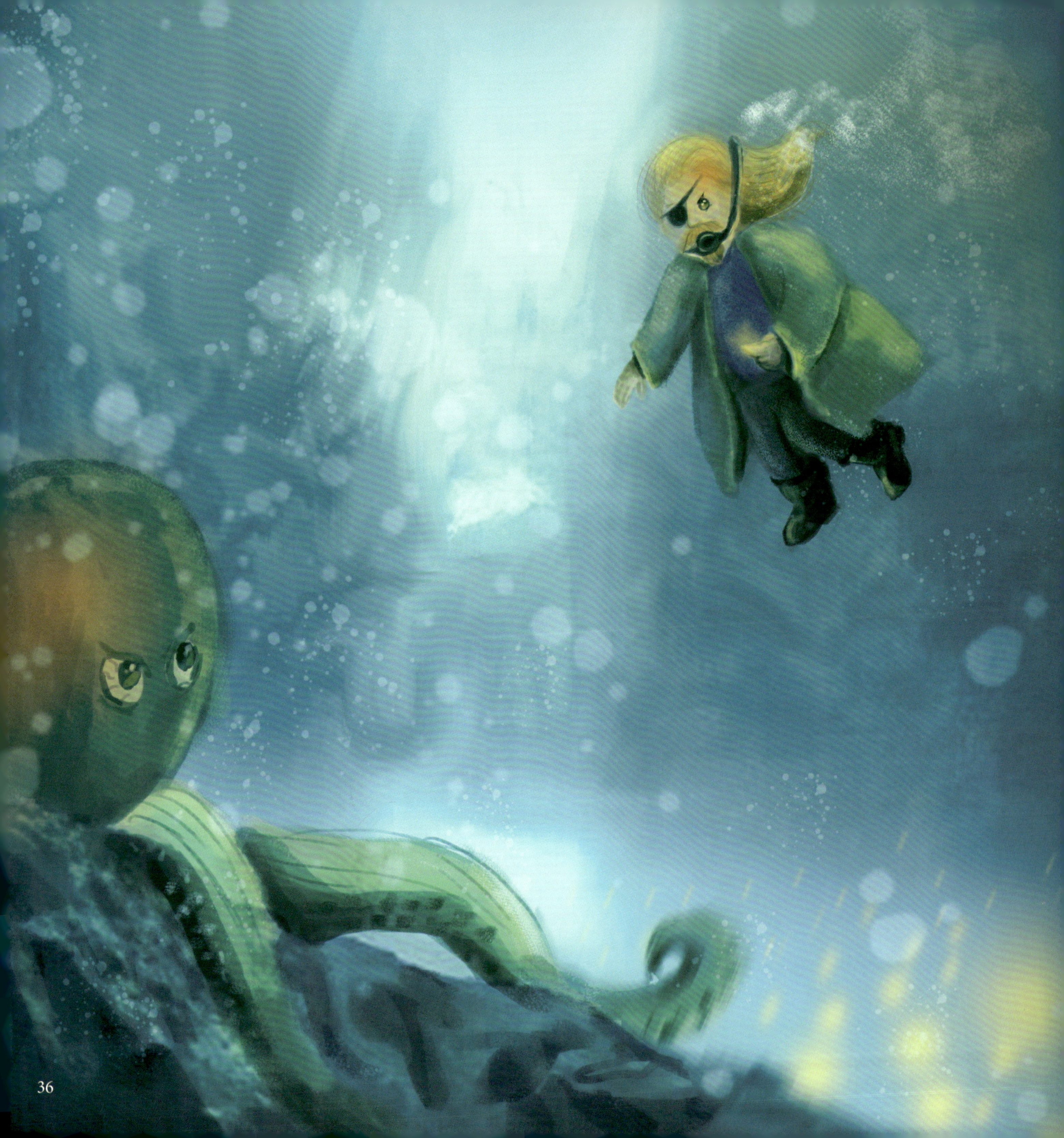

Nesse momento o Pirata Paco começou a avermelhar, a ponto de explodir de raiva!

E assim o Polvo Gigante também foi inchando de medo e culpa...

— Paco! Rápido... aperte aquele botão! O Botão do Perdão! E repita comigo as seguintes palavras (gritava o Sábio Sebastião):

"Eu perdoo você. Por favor, me perdoe também.

Você fez isso por não pensar no que era certo...

Eu não sabia como era bom deixar ir o que nunca me pertenceu.

O ódio nunca me pertenceu, a mágoa nunca me pertenceu...

Agora vá, para que seu coração se encha de amor, assim como o meu.

Eu perdoo você. Por favor, me perdoe também."

O Pirata Paco repetiu as palavras, mesmo sentindo-se contrariado no começo...

O Gigante Polvo desinchou... sentiu a culpa e perdoou também...

O Pirata Paco acalmou-se, e, pela primeira vez naquele abismo profundo, houve muita Luz e Paz...

O Pinguim Abelardo abriu sua sacola mágica e ensinou o Polvo Rodolfo a comer algas e temperá-las. Então ele nunca mais precisaria comer estrelas-do-mar!

O Papagaio Caco rapidamente abriu a gaiola das estrelas-do-mar e soltou todas! E elas transformaram-se em Sereias, com muito brilho, e caudas enormes para voltar para casa...

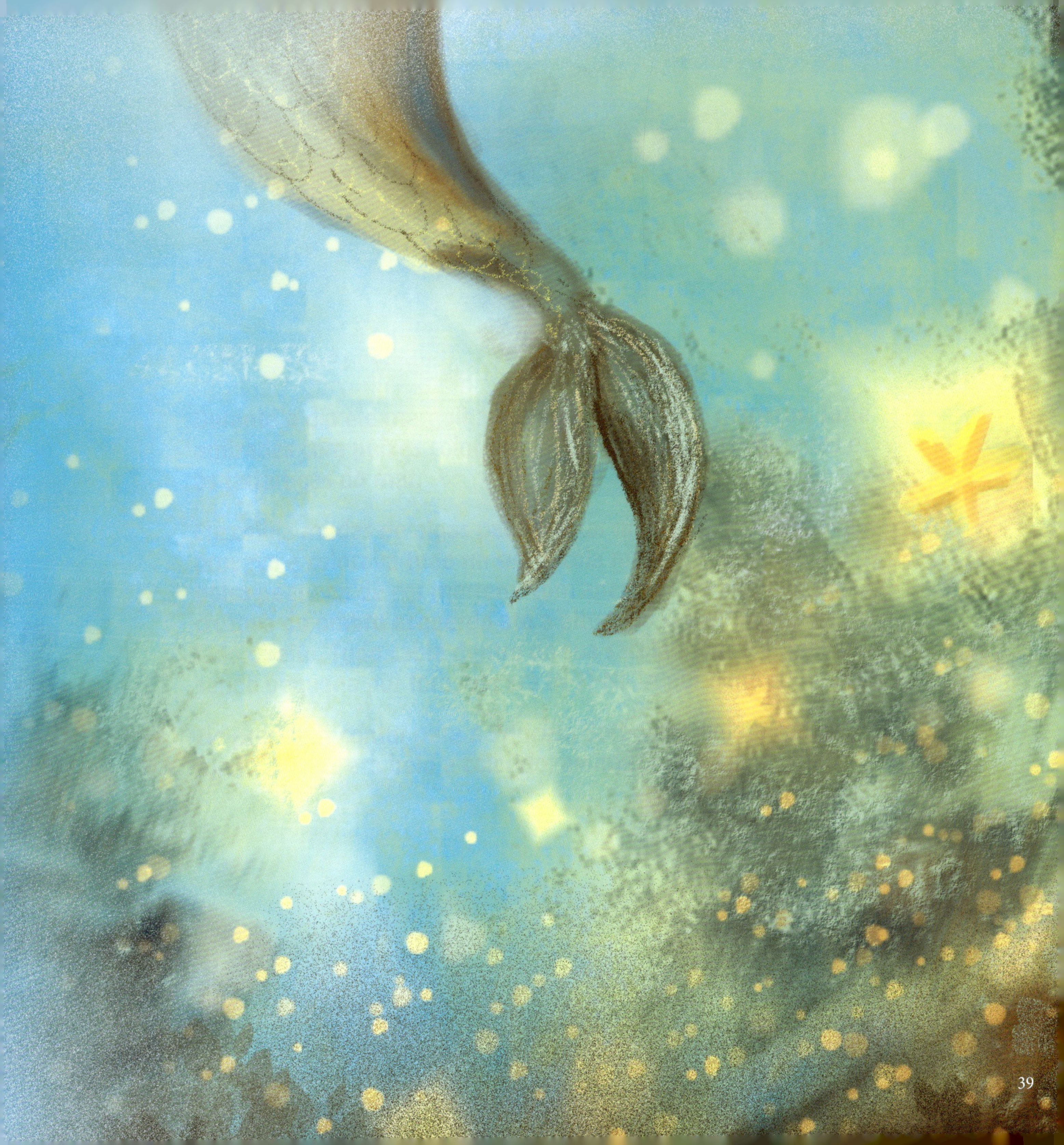

E assim, todos voltavam para os seus reinos no navio do Sábio Sebastião.

Ao entardecer daquele mesmo dia, o Pirata Paco estava na beira do convés, olhando vagamente para o céu, quando o Sábio Sebastião se aproximou e disse:

— O seu coração está machucado... ele sofrerá, mas não quebrará. A sua estrela vai brilhar em novos mares e este brilho chegará até você!

— Mas, Sábio, como poderei navegar sem o que mais amo neste mundo? — perguntou o Paco.

— Segure no meu ombro, respondeu o Sábio. Vamos navegar juntos, um dia de cada vez!

O Pinguim Abelardo também estava no convés do navio, voltando para casa...

Ele pensava em tudo que viveu nos últimos dias e estava de olhos fechados com a sua barriguinha branca para cima, quando sentiu algo diferente...

Os beijos do Sol Poente tocaram o seu rosto e o convidaram para assistir ao maior espetáculo da natureza!

FIM

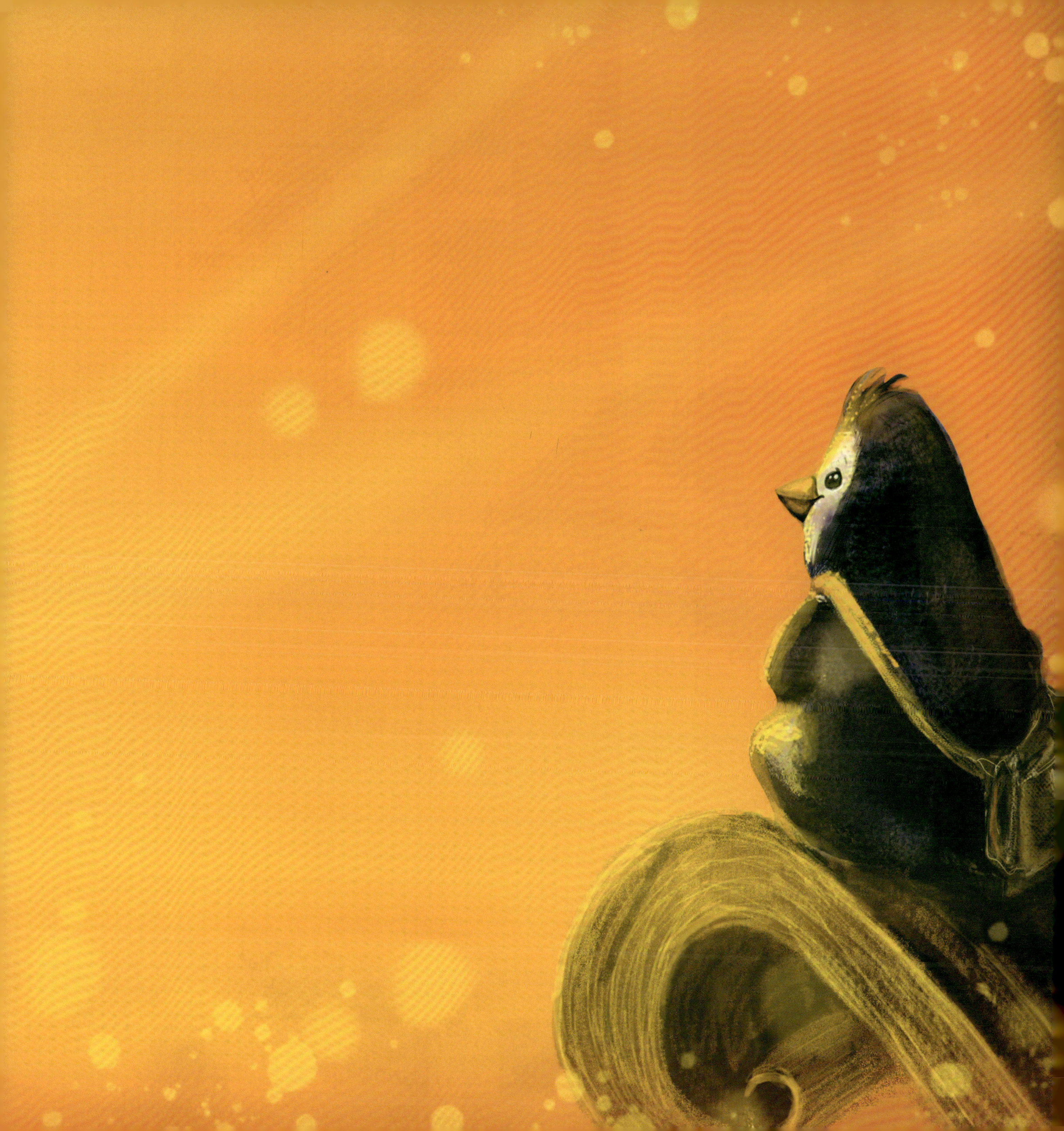

Você gostou dos personagens deste livro?

Então você é capaz de criar o seu próprio personagem! Vamos lá?

- Nome:

________________________________________

- Do que ele gosta:

________________________________________

________________________________________

- Do que ele não gosta:

________________________________________

________________________________________

Não se esqueça de desenhá-lo! use a sua imaginação com muitas cores!

É hora da sua imaginação navegar!

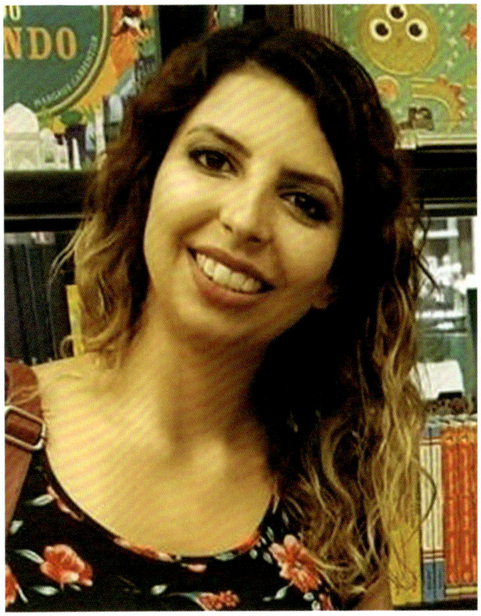

## Sobre a autora

**Leda Lopes** é designer de móveis, apaixonada por projetar sonhos e criar mundos novos.
A arte de escrever pequenas histórias estava presente desde criança, uma primeira poesia publicada no livro da quinta série e mais publicações no Ensino Médio.
A observação de pessoas e da natureza é uma lupa, que transporta nosso olhar para mundos imaginários, com histórias inesgotáveis."

## Sobre a ilustradora

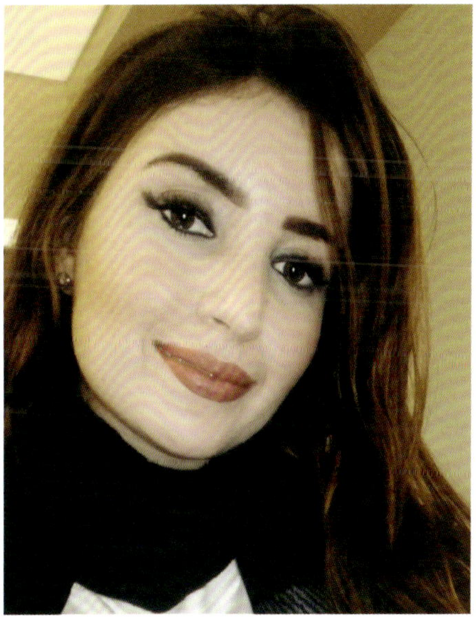

Jéssica Simões de Faria, ou então, **Jessy Faria,** não se lembra da sua vida sem a arte. Desde pequena já fazia uns rabiscos que sua mãe guarda com carinho até hoje. Apaixonada também pelo universo infantil, se aventurou a cursar Pedagogia, mas logo no primeiro semestre percebeu que o seu melhor contato com as crianças seria através da arte. Prestou vestibular mais uma vez, para bacharelado em Artes Plásticas pela Guignard (UEMG) e se apaixonou! Se sente honrada em abrir a porta do mundo lúdico para os pequeninos através do seu fazer criativo.
@studio__rembrandt

# Leia também, da autora

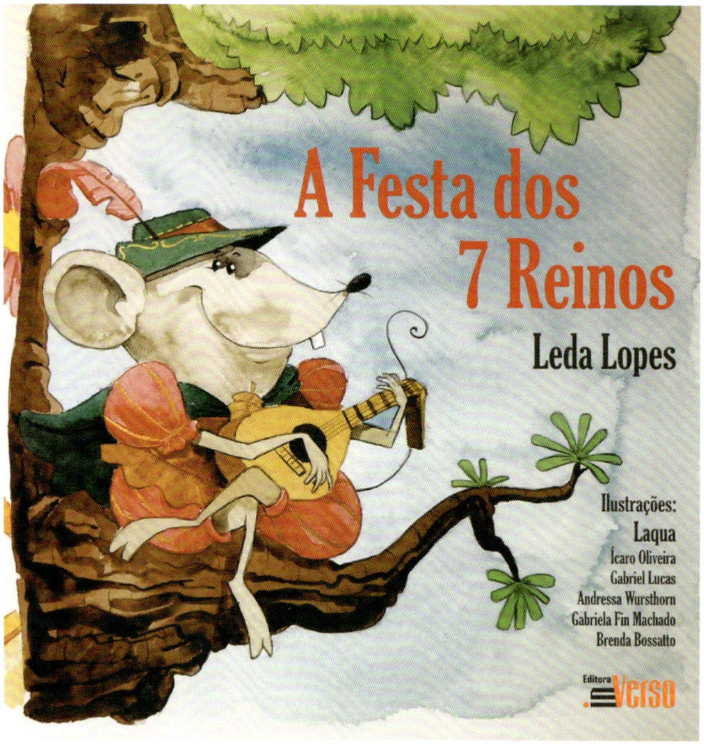


**A FESTA DOS 7 REINOS**

No mundo dos 7 Reinos, todos nascem com uma função e nunca podem mudar! Mas alguns habitantes decidem usar a criatividade e seguir sua própria vocação. Descubra o que vai acontecer e faça parte dessa aventura você também!